숫자 점잇기 미로

숫자 1부터 순서대로 선을 이어보세요.

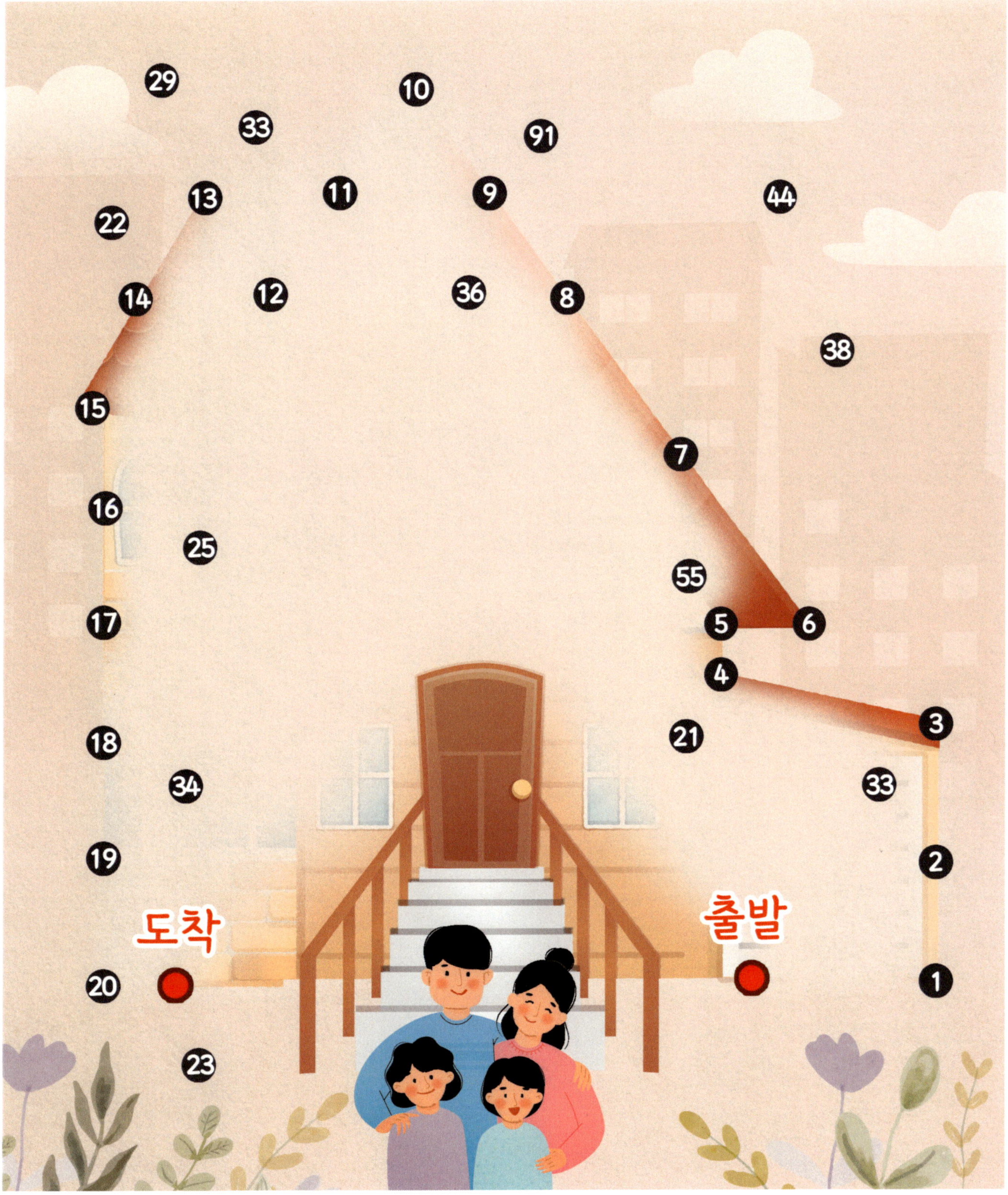

남자가 주문한 음료

남자의 말을 잘 보고, 남자가 마시고자 하는 음료를 찾아보세요.

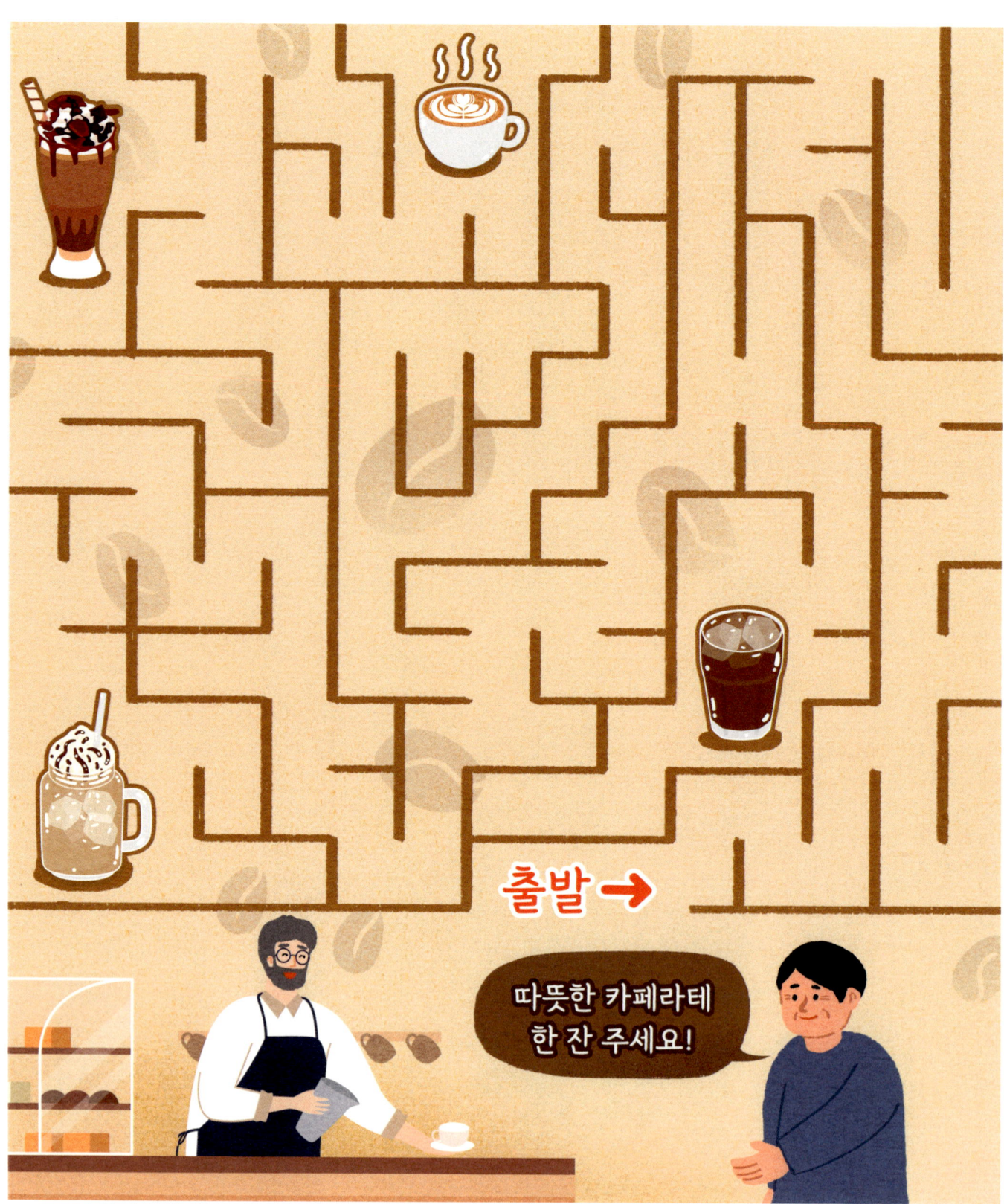

알파벳 미로

<보기>를 참고하여 알파벳 순서대로 출발에서 도착까지 가보세요.

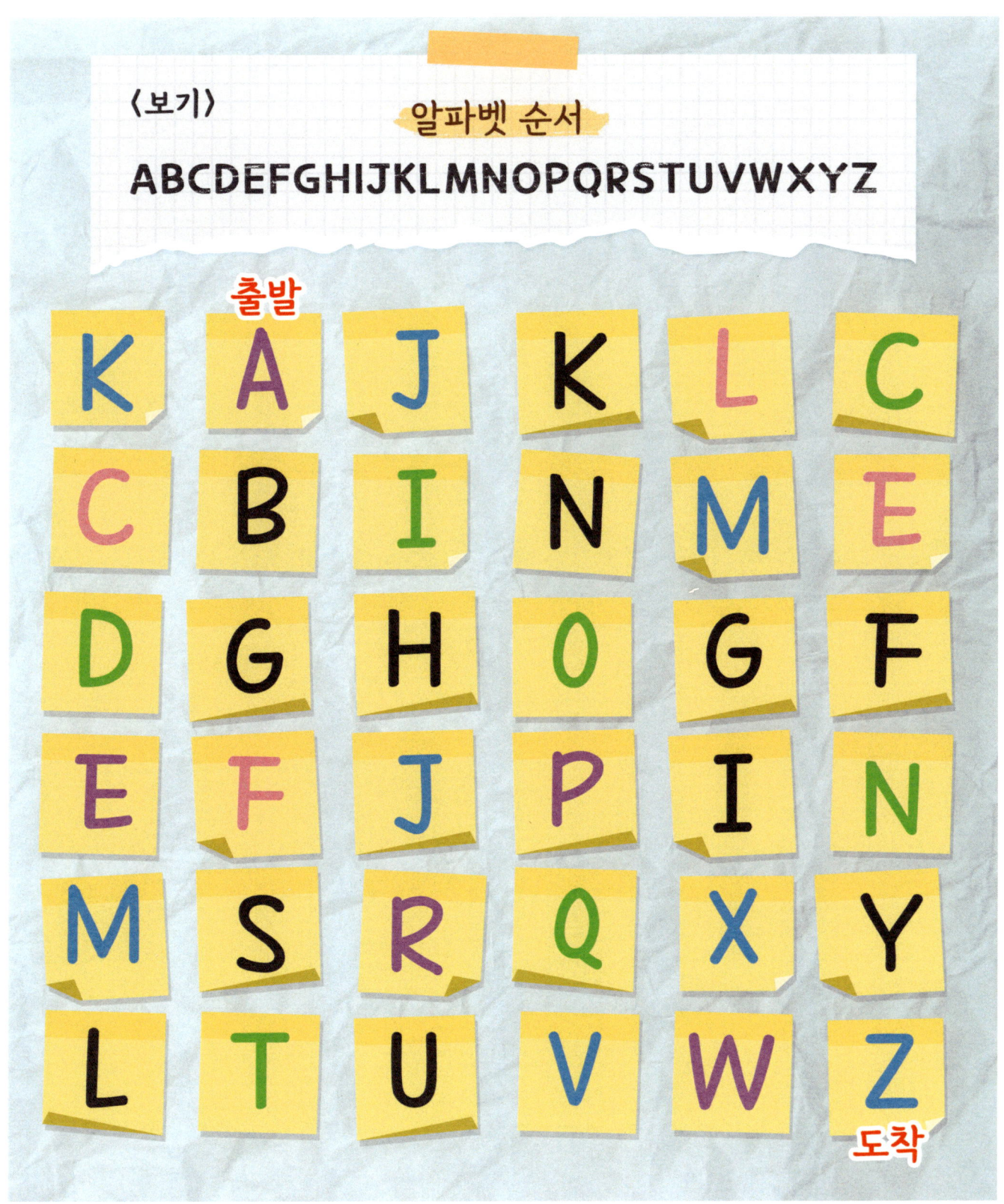

학사모 미로

학사모에 난 길을 따라 출발에서 도착까지 가보세요.

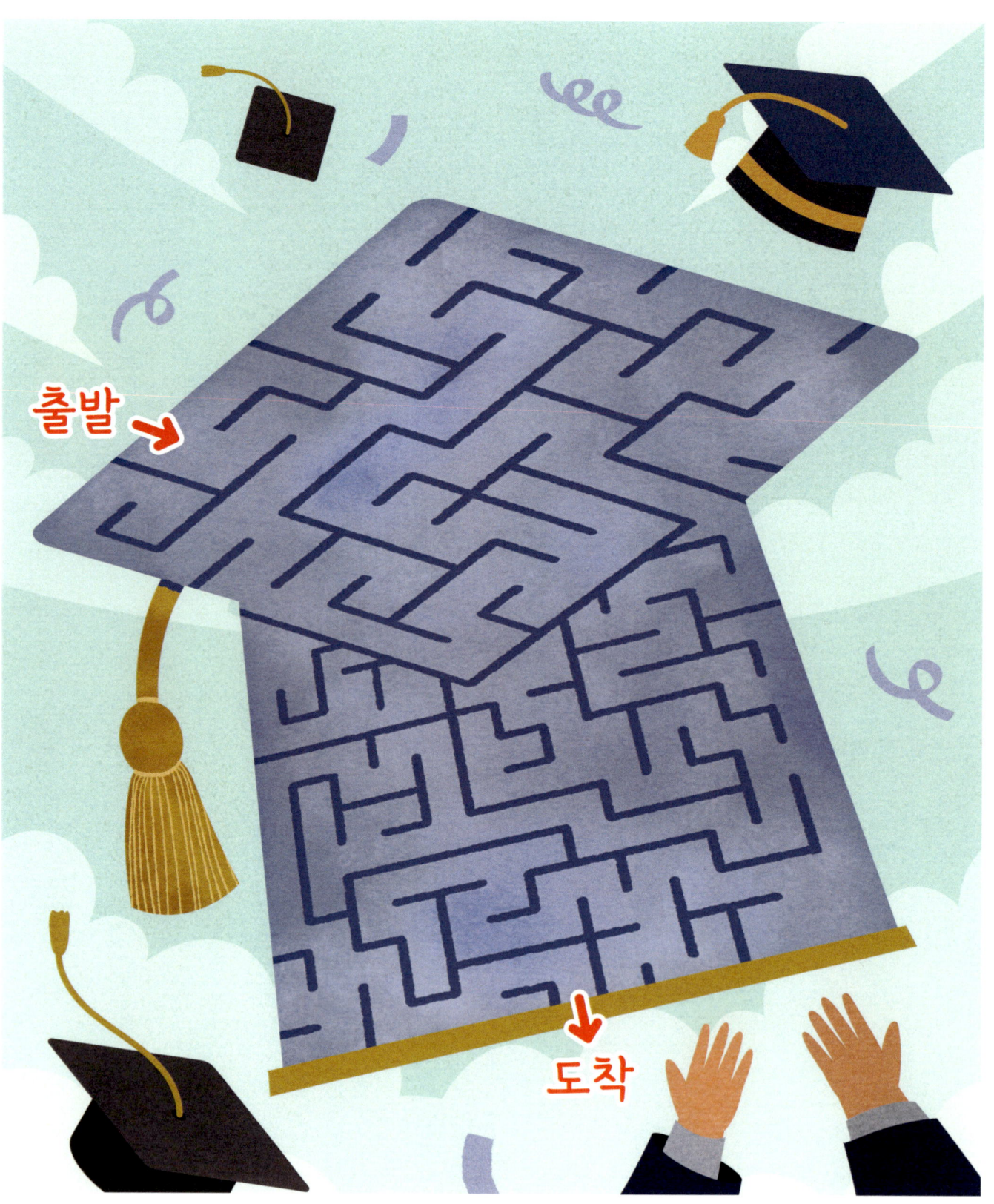

목적지 찾아가기

비행기가 가야 할 국가를 잘 보고, 목적지까지 찾아가 보세요.

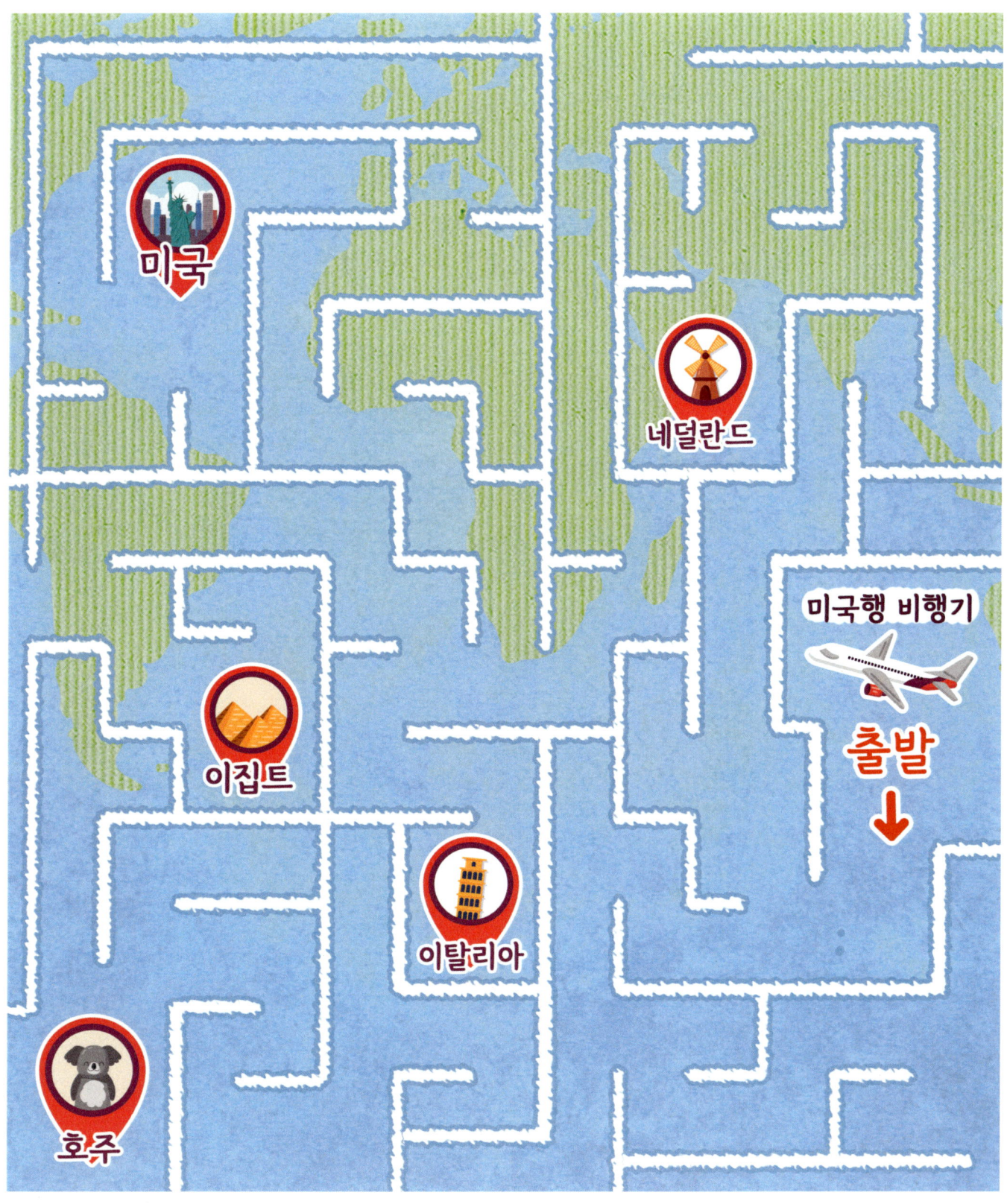

숫자 점잇기 미로

숫자 2부터 짝수만 따라 순서대로 선을 이어보세요.

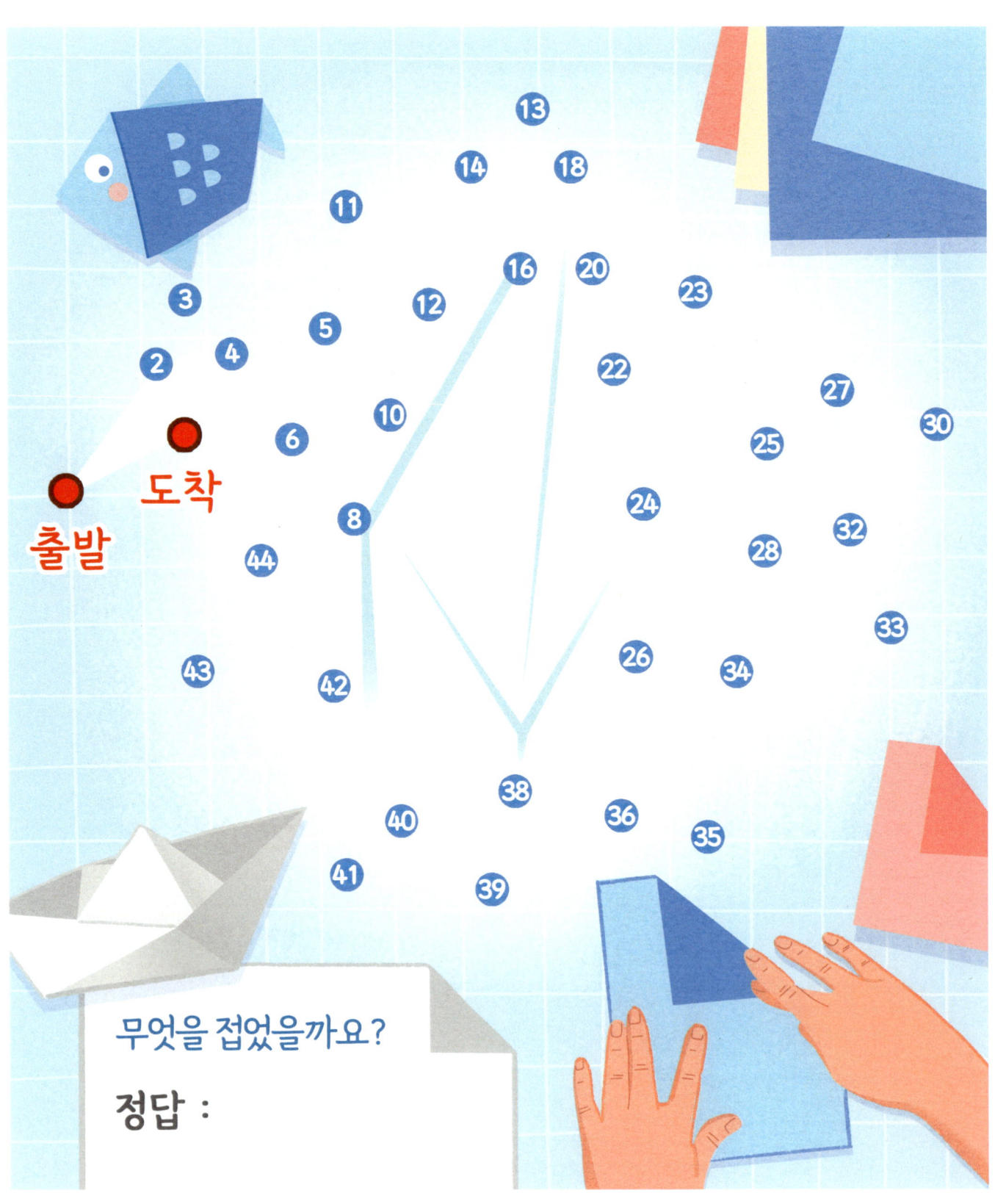

무엇을 접었을까요?

정답 :

꽃가루를 찾아가는 꿀벌

미로를 따라 출발에서 도착까지 가보세요.

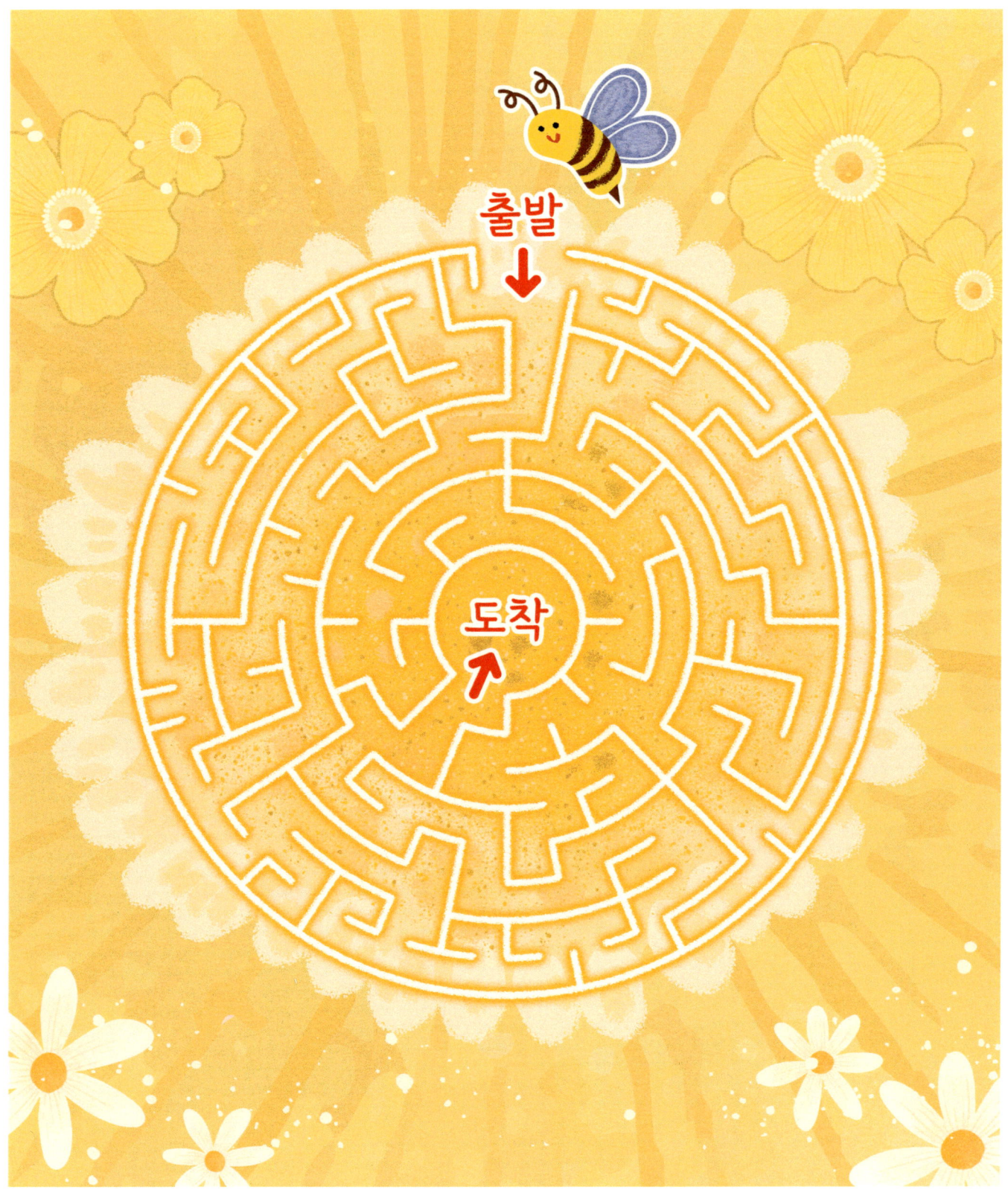

날아간 축구공

미로를 따라 출발에서 도착까지 가보세요.

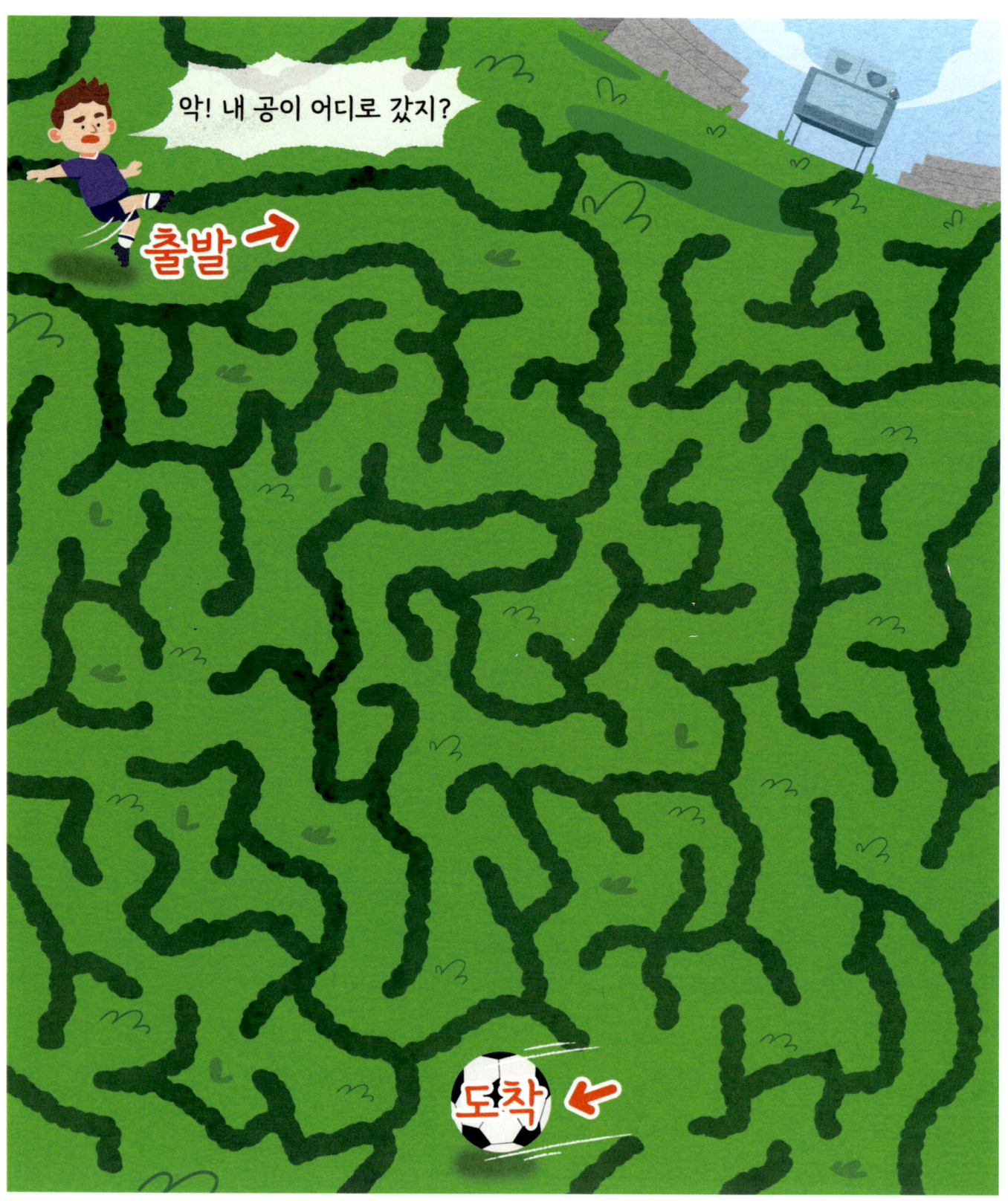

숫자 점잇기 미로

숫자 5부터 5의 배수를 따라 순서대로 선을 이어보세요.

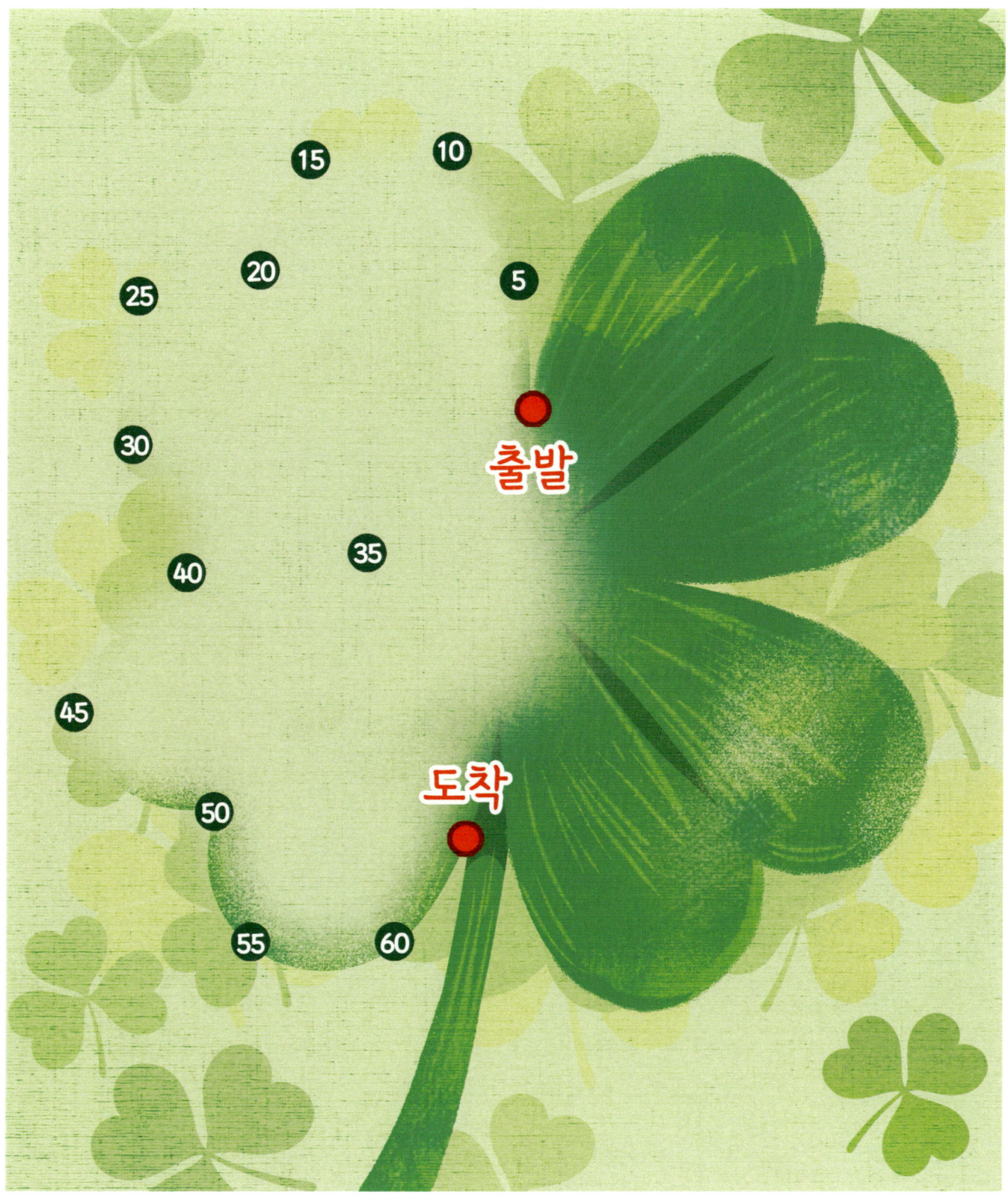

감 따러 가는 까치

미로를 따라 출발에서 도착까지 가보세요.

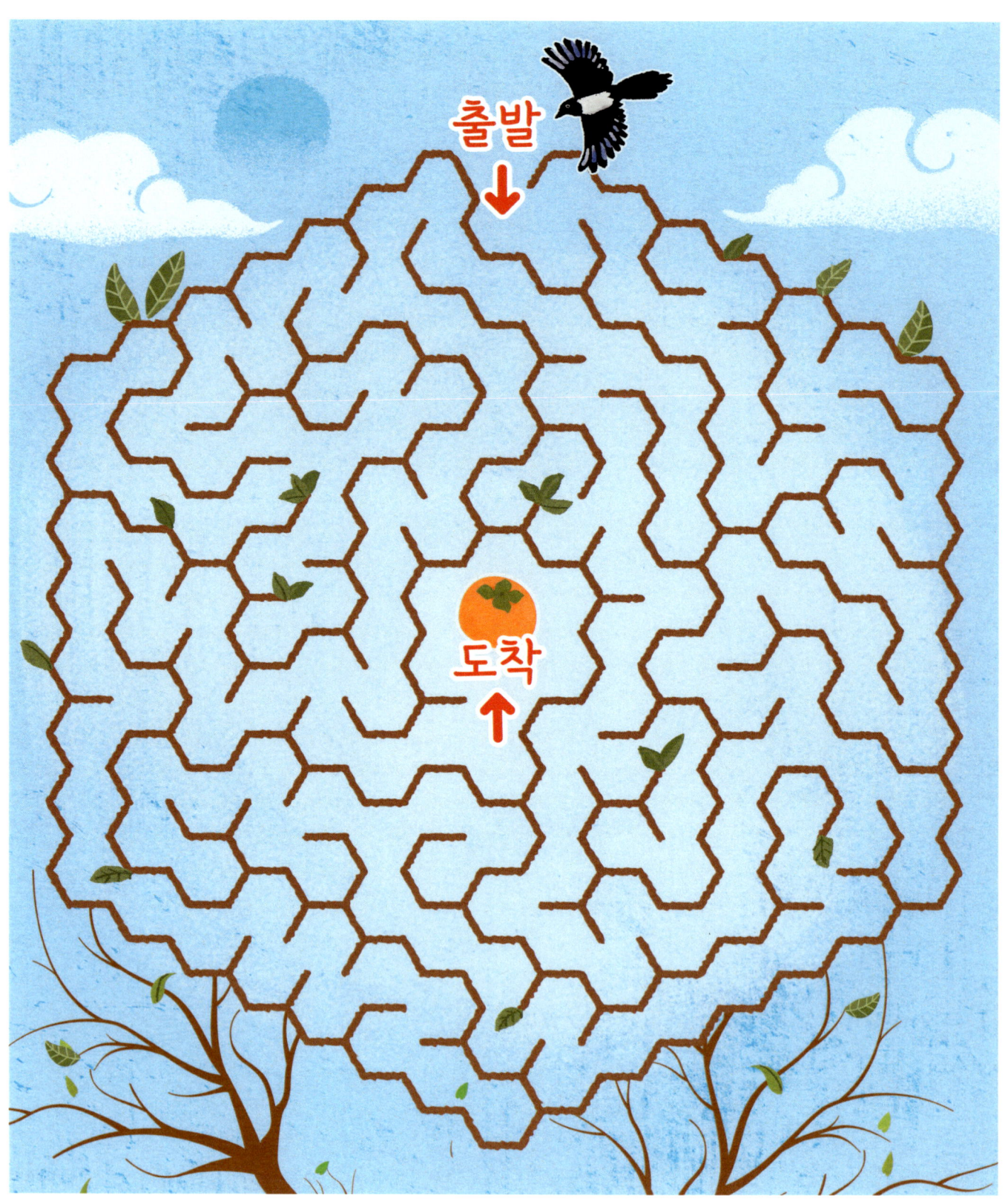

퀴즈 미로

문제를 읽고, 질문의 정답을 찾아가 보세요.

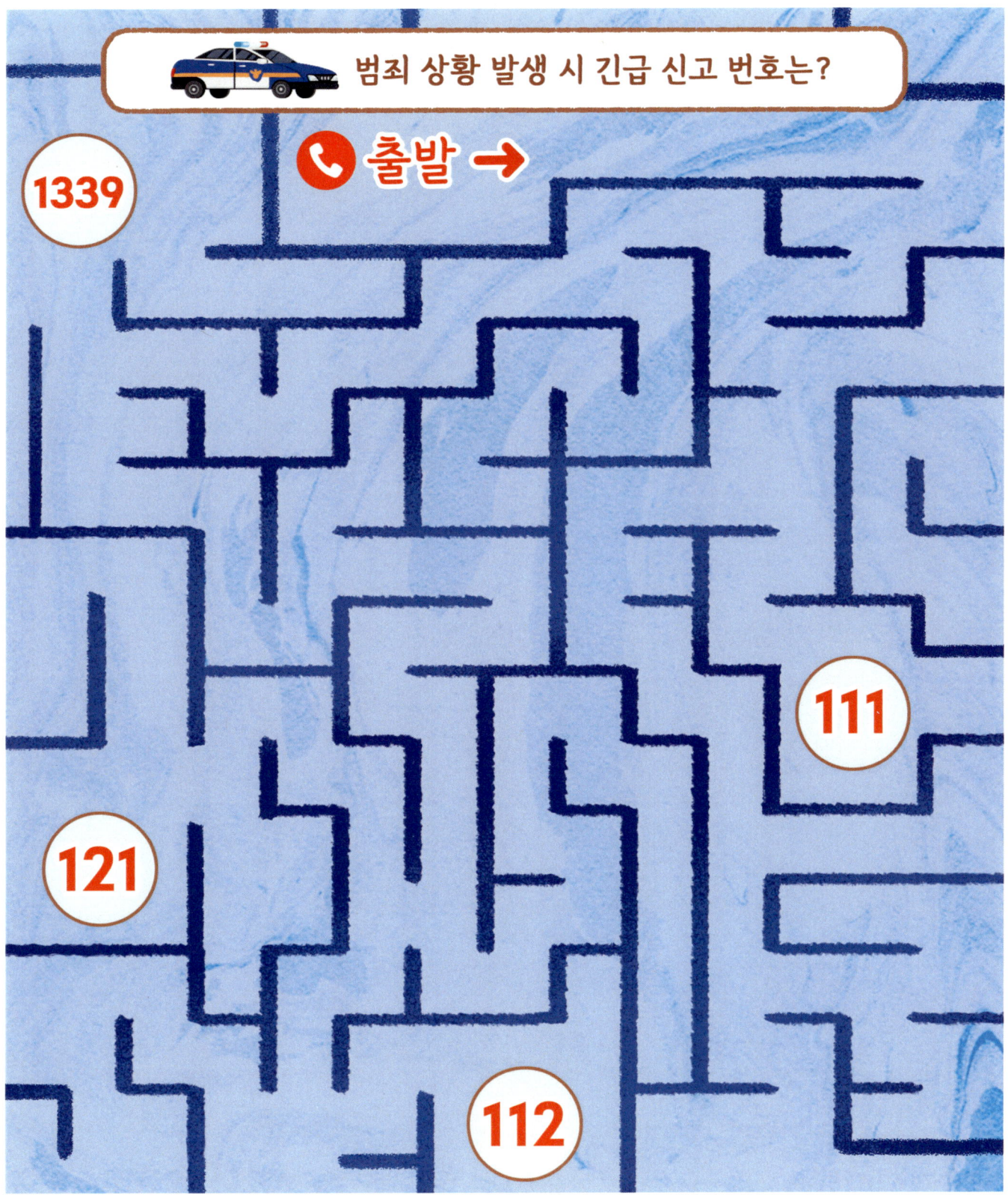

리모컨 찾기

미로를 따라 출발에서 도착까지 가보세요.

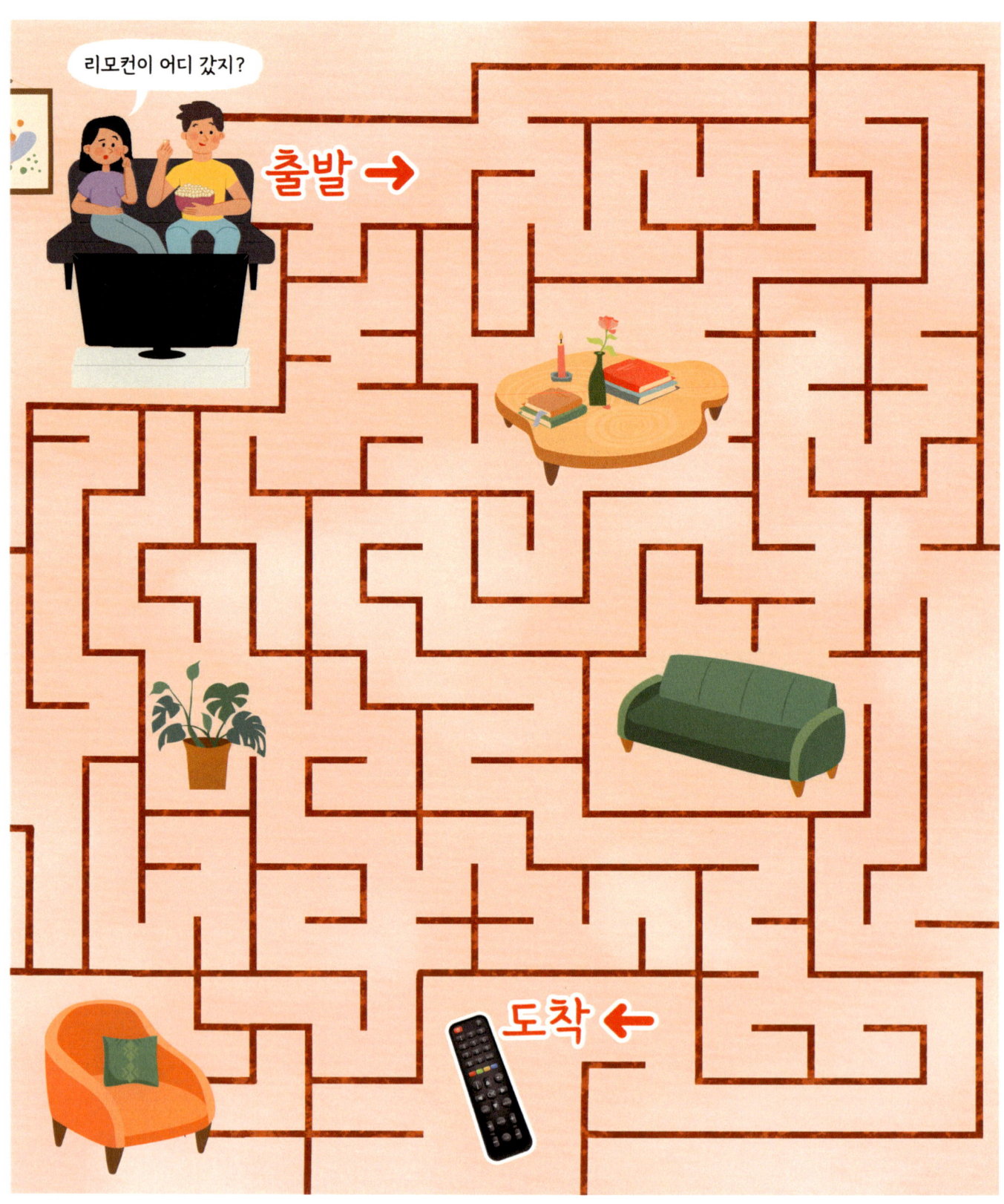

냄비 뚜껑 찾기

할머니가 들고 있는 냄비를 잘 보고, 냄비와 색이 같은 뚜껑을 찾아가 보세요.

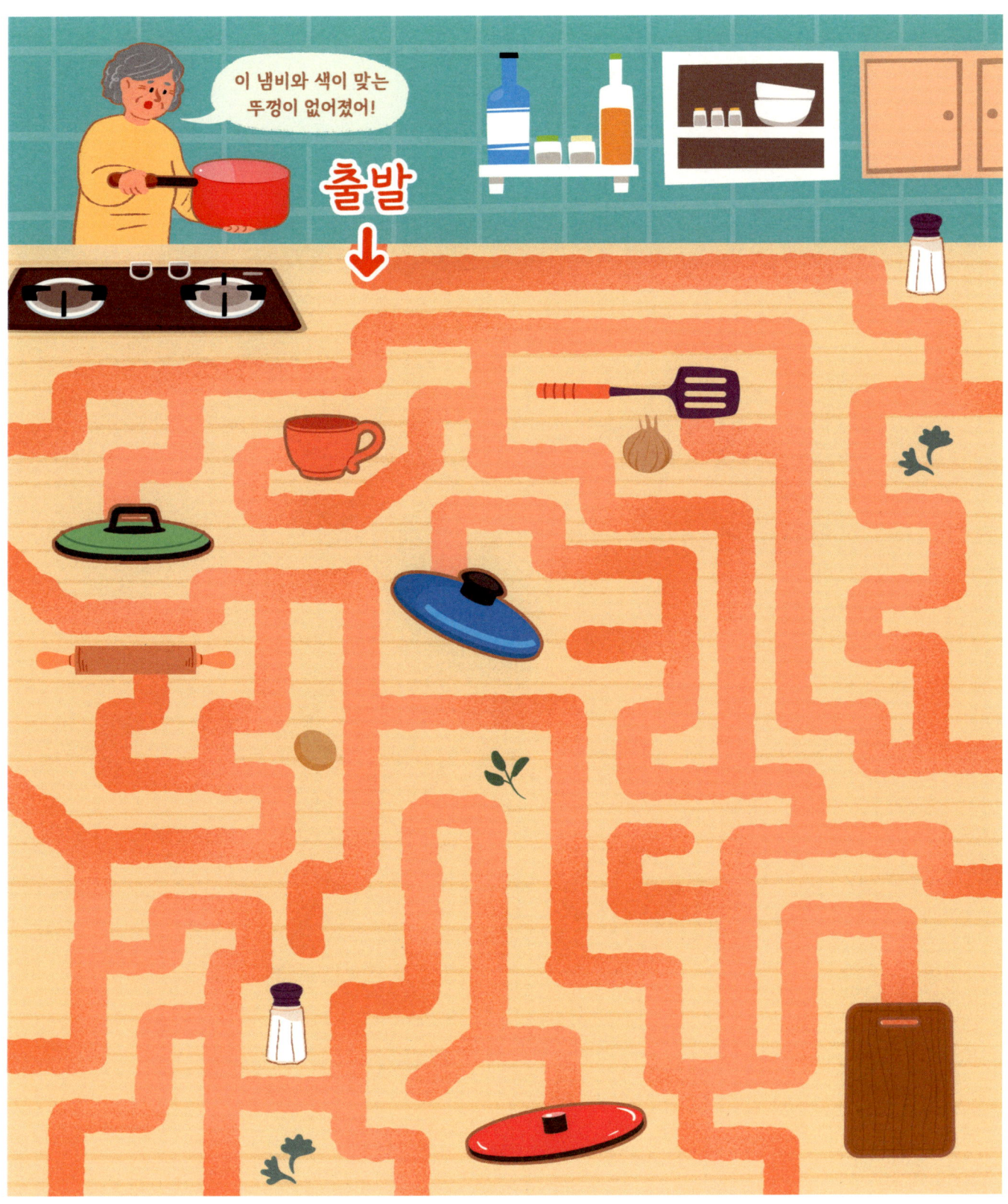

바람개비 미로

바람개비에 난 길을 따라 출발에서 도착까지 가보세요.

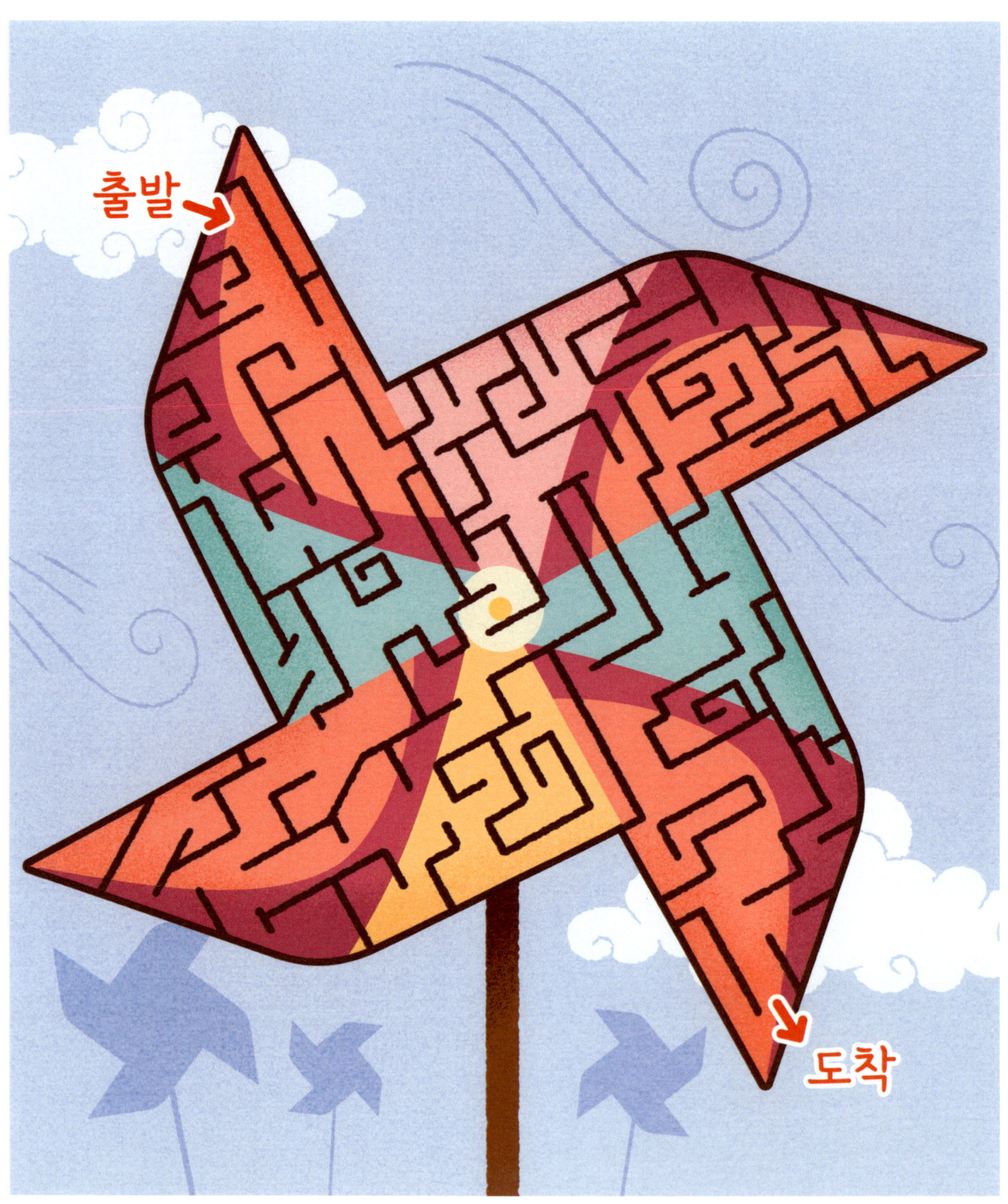

수수께끼 미로

미로를 따라 출발에서 도착까지 가보고, 빈칸에 질문의 답을 적어보세요.

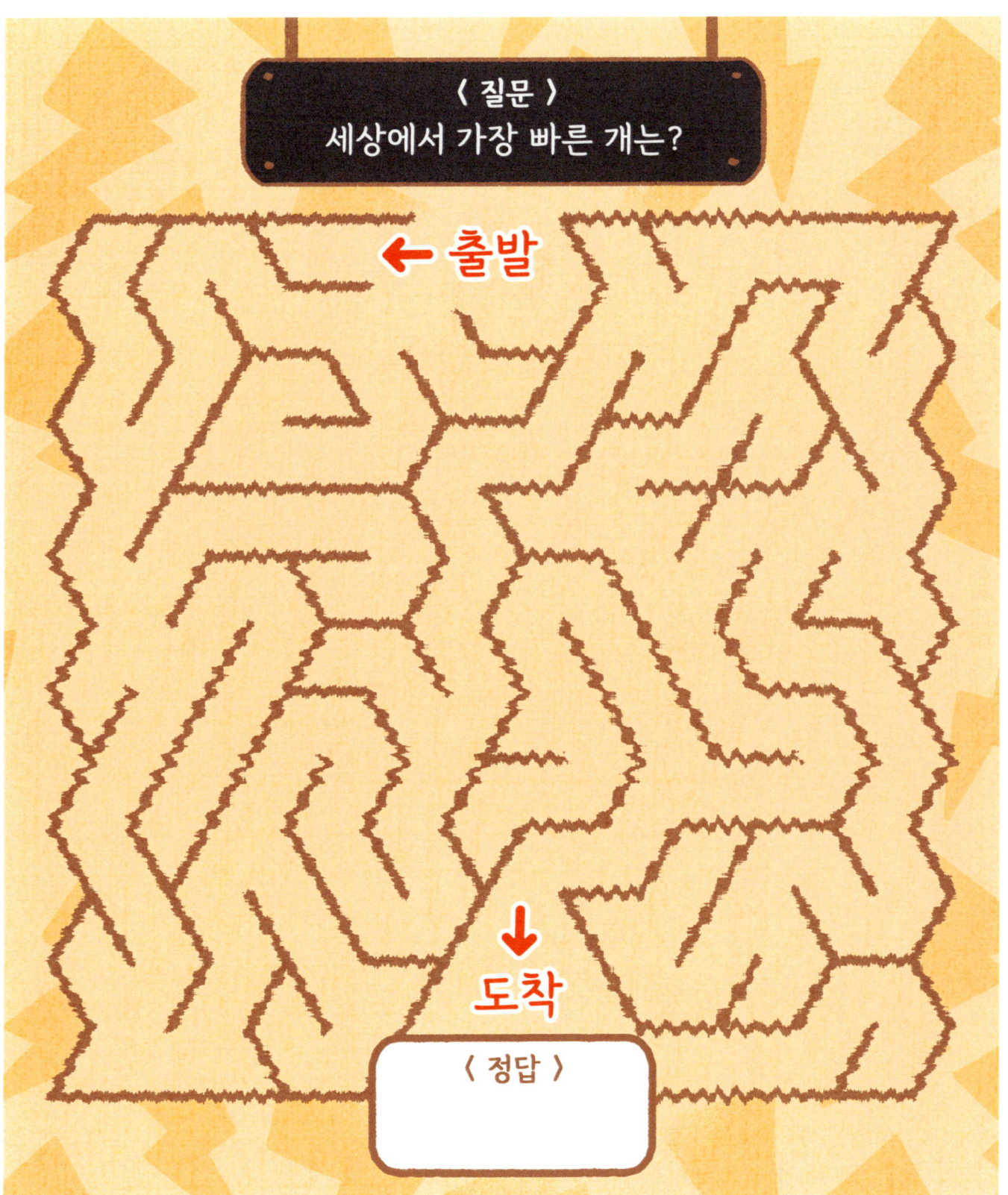

달고나 미로

선을 따라가 어떤 달고나가 만들어졌는지 알아맞혀 보세요.

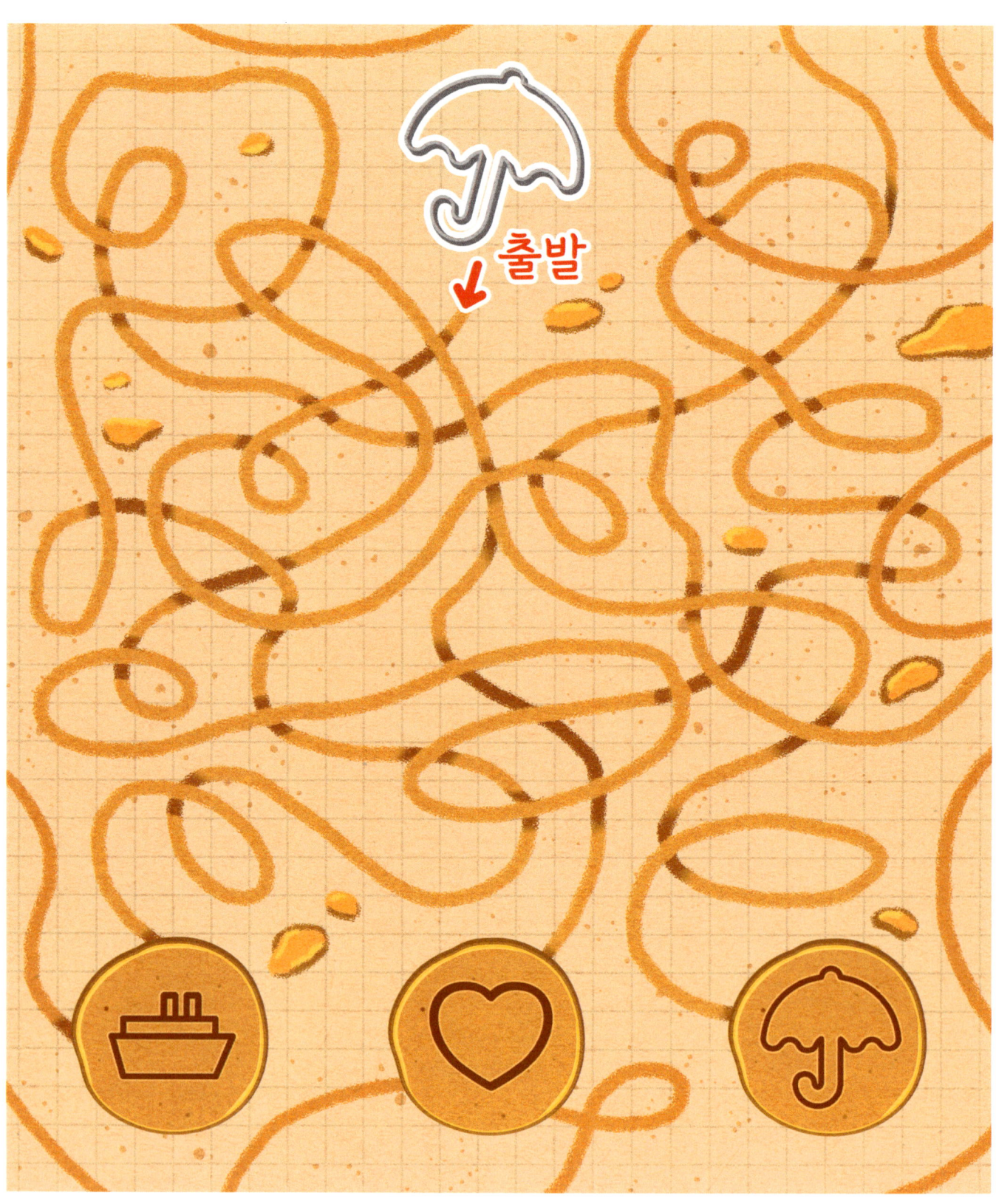

오늘 구매한 학용품 찾기

미로를 따라가며 단서들을 모아보고, 질문의 답을 알아맞혀 보세요.

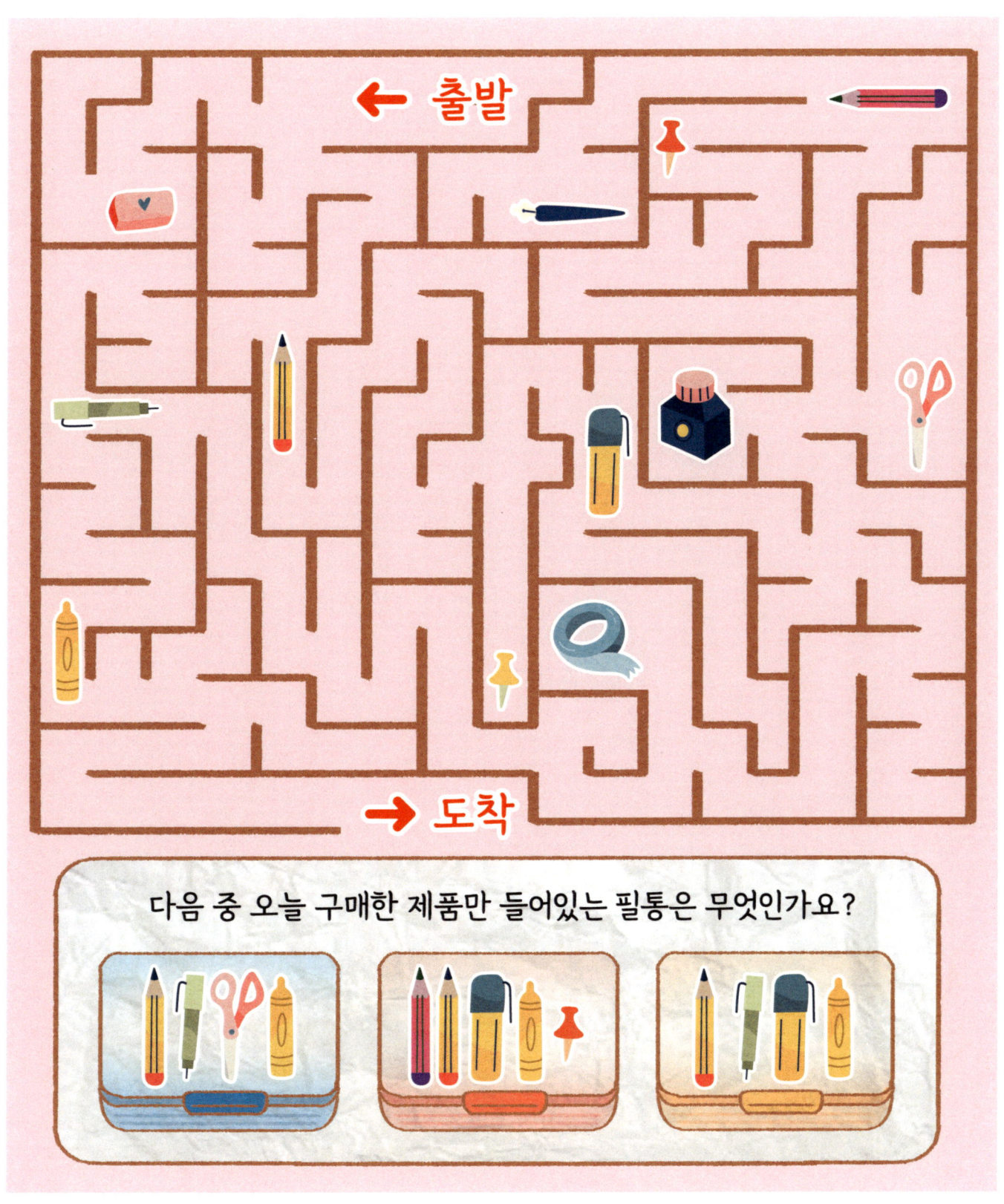

산수 미로

미로를 풀며 만나는 숫자를 모두 더해, 질문의 정답을 알아맞혀 보세요.

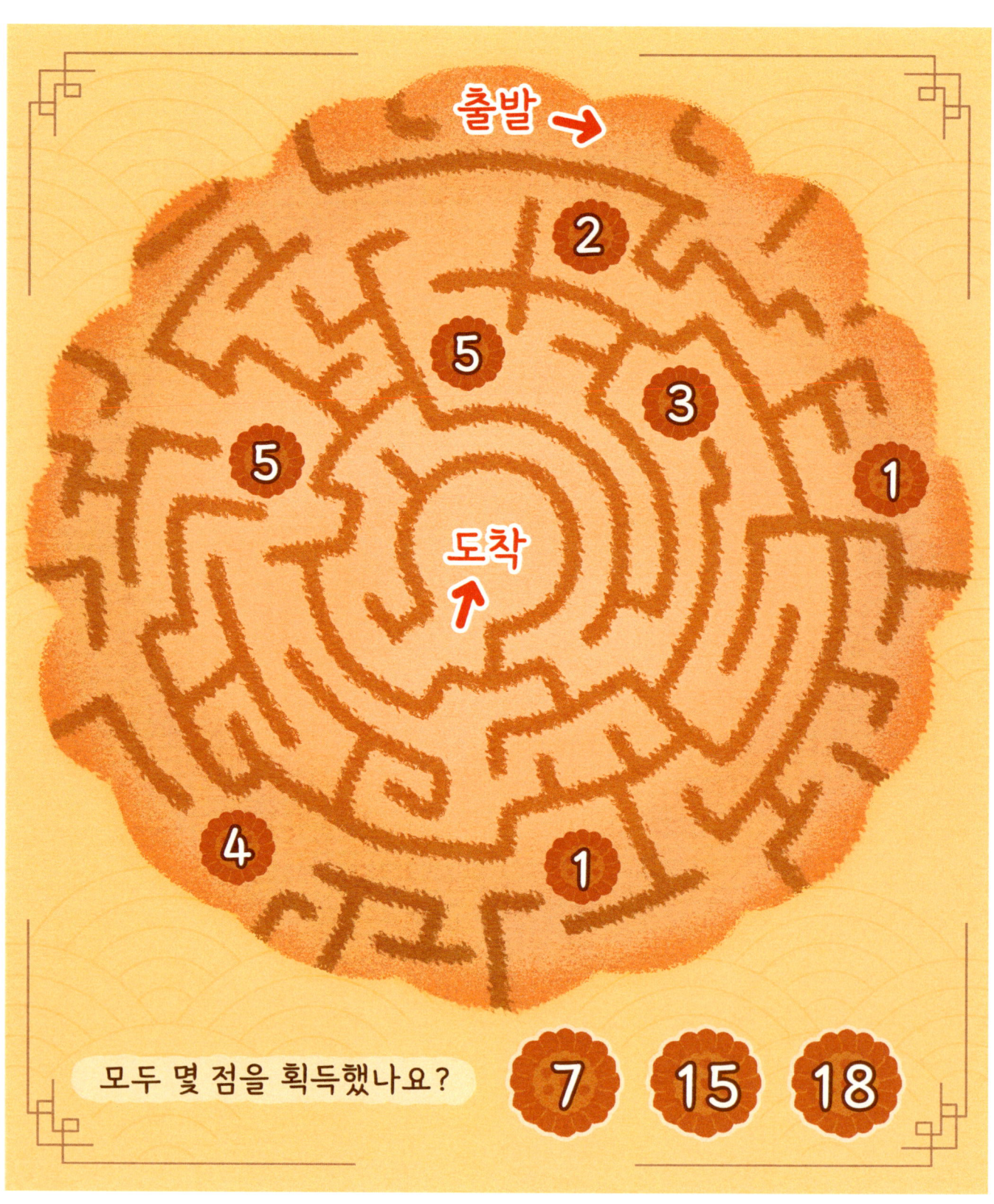

모두 몇 점을 획득했나요?   7   15   18

저녁 데이트

미로를 따라가 두 사람이 앞으로 무엇을 하게 될지 알아맞혀 보세요.

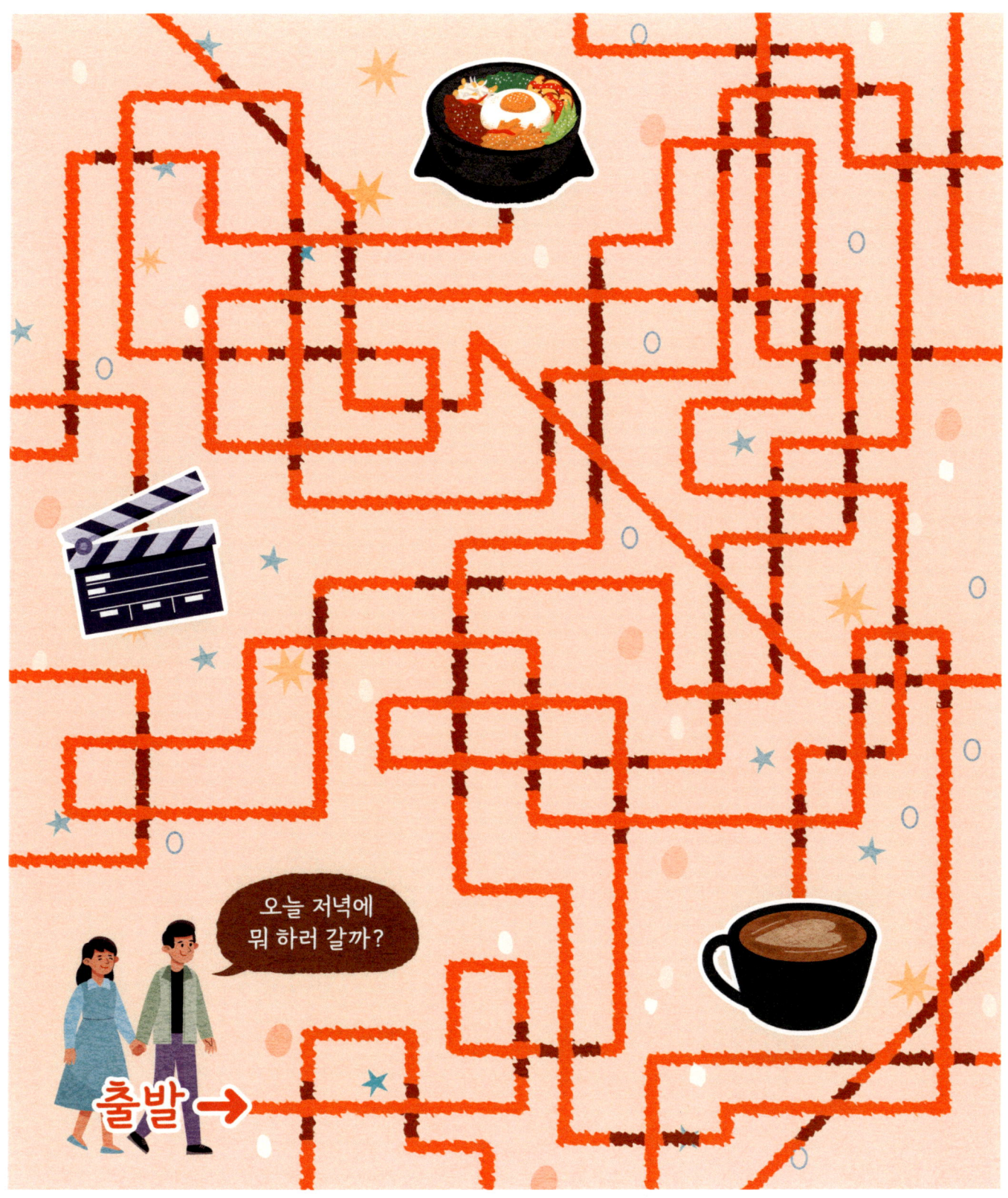

규칙 따라가기 미로

아래의 규칙을 따라 출발에서 도착까지 가보세요.

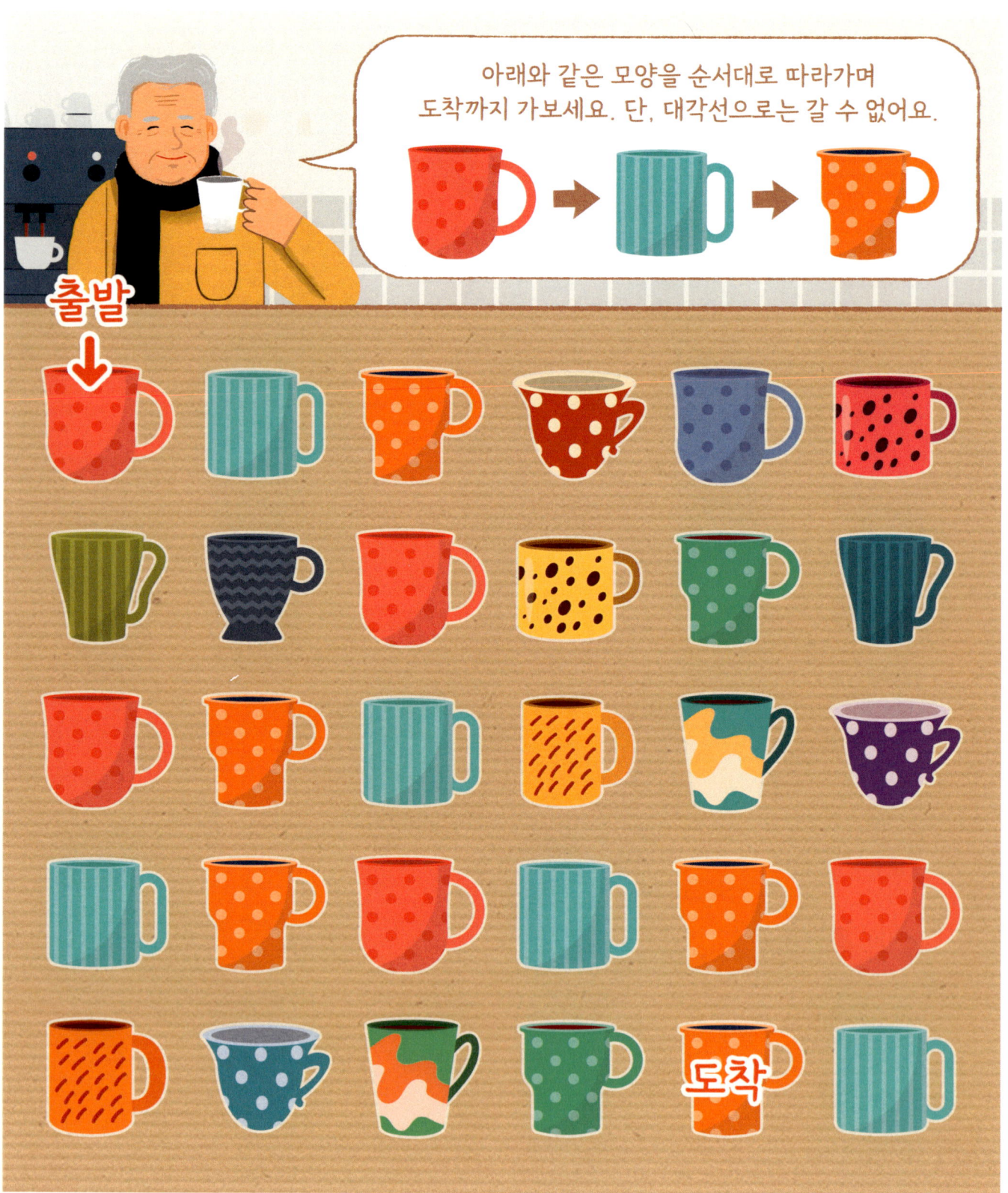

별주부전

미로를 따라 출발에서 도착까지 가보세요.

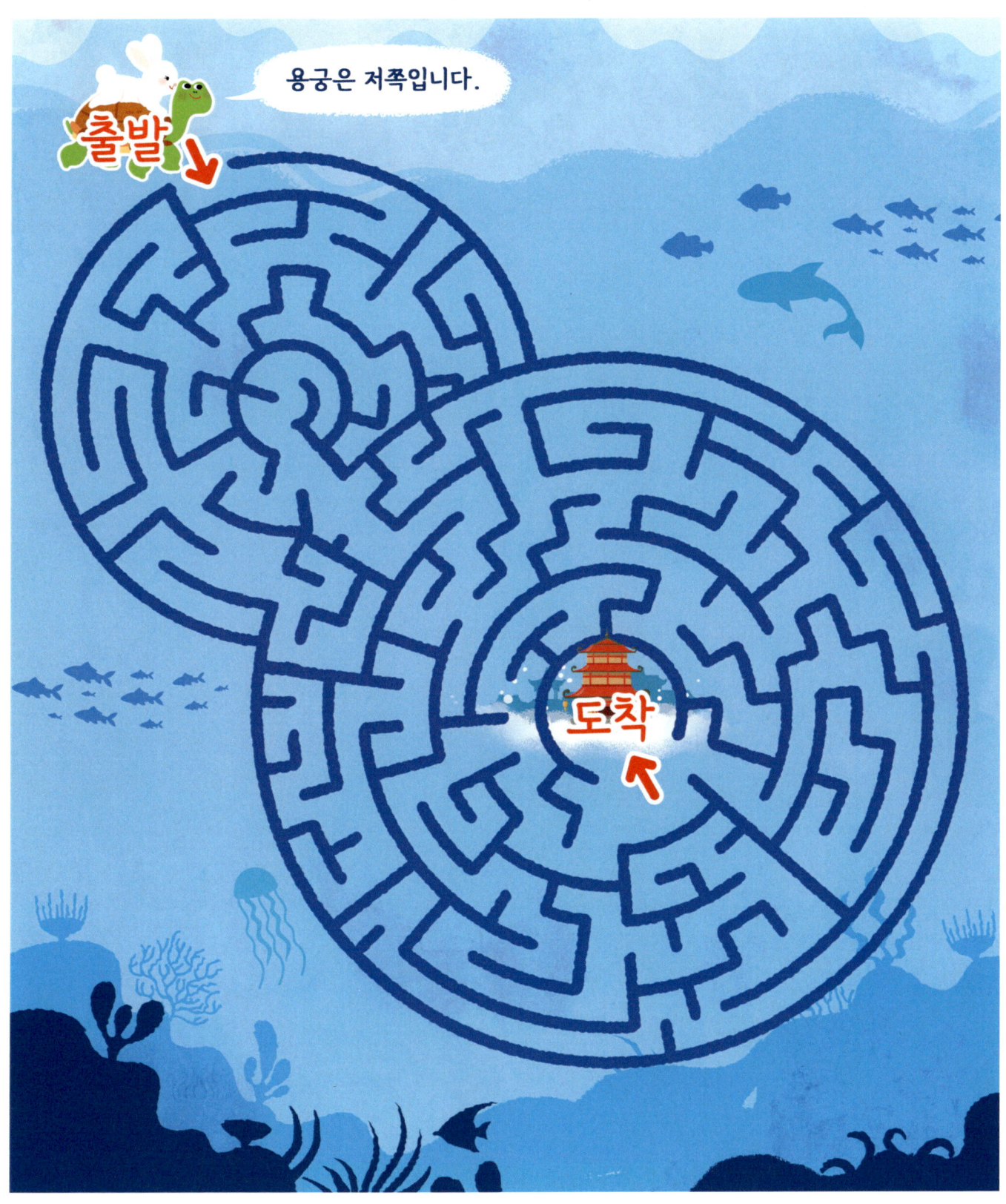

정답

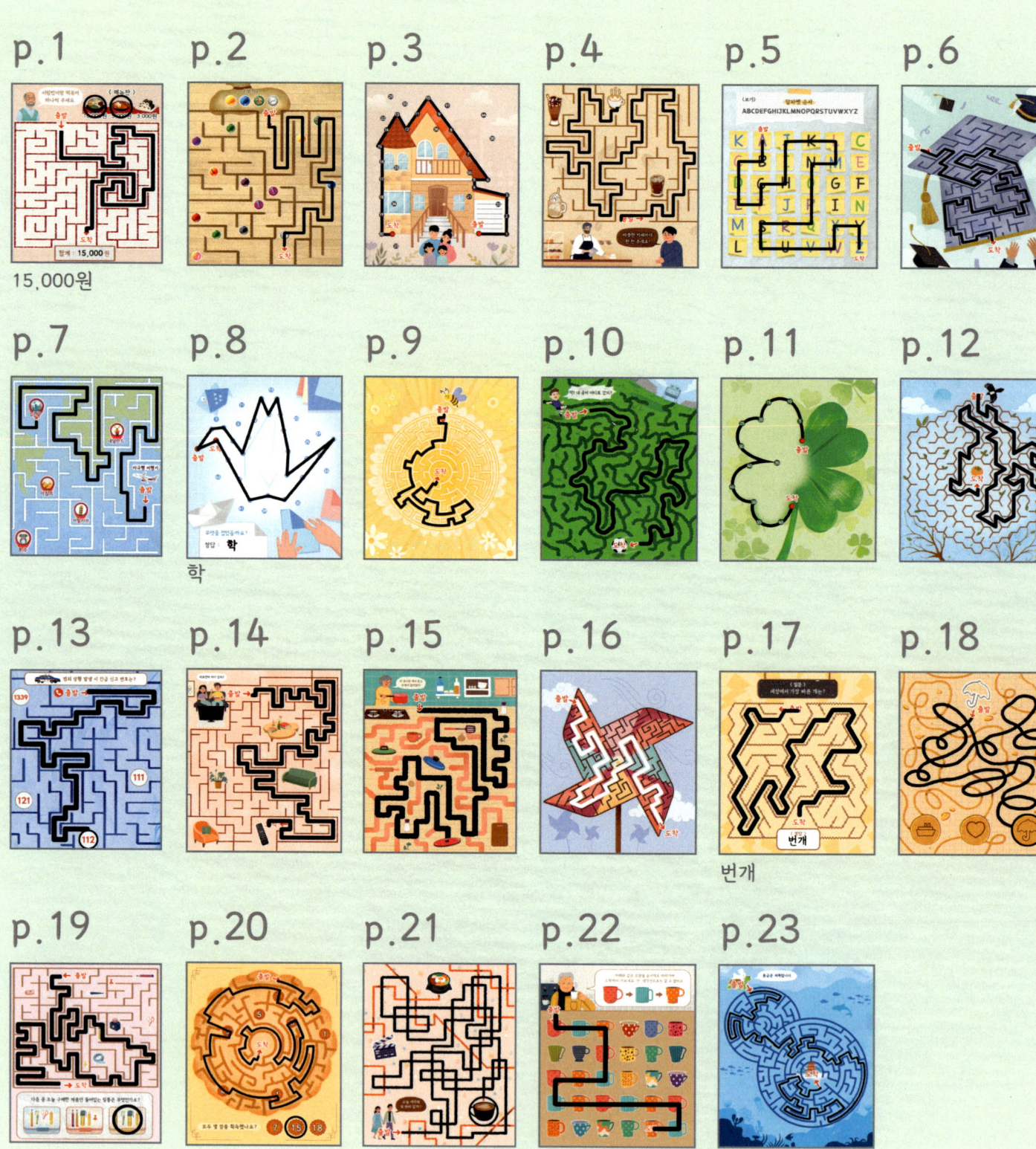